Jules Janin

Le Grisou
et les Poussières
de charbon

Étude

ISBN : 978-1545479544

10 9 8 7 6 5 4 3 2 1

Jules Janin

Le Grisou
et les Poussières
de charbon

Étude

Table de Matières

Introduction	*6*
Section I	*6*
Section II	*13*
Section III	*16*
Section IV	*22*
Section V	*27*
Section VI	*32*
Section VII	*38*

Introduction

Les sinistres effrayants qui surviennent dans les mines de houille émeuvent de temps à autre la commisération publique ; aucun gouvernement ne peut s'en désintéresser. Aussi la chambre des députés, sur la proposition de M. Paul Bert, vient-elle d'ordonner une enquête qu'elle a confiée à des ingénieurs et à des chimistes. Cette commission, présidée par M. Daubrée, a recueilli tous les documents possibles, et son secrétaire, M. Haton de la Goupillière, vient de les publier dans un premier rapport qu'on ne peut lire sans le plus vif intérêt. J'ai puisé à pleines mains dans ces trésors de renseignements, et j'y ai pris ce qui me paraît de voir instruire le public, en laissant de côté tout ce qui est technique, tout ce qui a une couleur par trop scientifique. Ceux dont la curiosité s'éveillerait à la lecture de ces extraits pourront remonter à leur source autorisée ; je suis loin de l'avoir épuisée.

Section I

La houille, est un produit végétal : c'est le résidu des immenses et plantureuses forêts qui couvraient le globe aux plus anciens jours de son histoire, avant que l'homme fût né. Elles y ont vécu pendant de longs siècles en accumulant leurs débris. De temps en temps, la mer les envahissait et les enterrait ; puis elles recommençaient à vivre. Le mécanisme de leurs transformations a été longtemps inconnu, il vient de nous être révélé par M. Frémy. L'illustre chimiste a chauffé pendant longtemps, sous des pressions considérables, certaines matières organiques, et il a obtenu une matière noire, compacte, qui a l'aspect, la composition et toutes les propriétés de la houille. La nature a dû procéder pour faire la houille de la même manière que M. Frémy pour l'imiter. Les forêts antédiluviennes qui croissaient sur un sol humide ont d'abord accumulé de la tourbe, que la mer a enterrée sous l'épaisseur considérable des dépôts qu'elle amassait. Ces dépôts produisaient deux effets : ils comprimaient les couches végétales et les couvraient d'un manteau qui empêchait leur refroidissement. Comprimée et chauffée pendant des périodes d'une incalculable durée, la tourbe s'est changée en houille, s'est

Jules Janin

refroidie lentement et nous a laissé ces précieuses assises que l'homme va chercher aujourd'hui à de grandes profondeurs et au prix des plus rudes efforts. Faut-il ajouter que les végétaux, quand on les chauffe, laissent échapper des matières gazeuses et que la houille doit en avoir conservé dans sa masse ? Elle retient en effet un gaz particulier qu'elle abandonne pendant l'extraction et auquel les mineurs ont donné le nom de *grisou*.

Le grisou est un mélange dans lequel on trouve de l'azote et de l'acide carbonique, très peu d'oxygène et une quantité d'hydrogène protocarboné tellement prédominante qu'elle efface tous les autres gaz. Ce dernier, ainsi que l'indique son nom, est formé par la combinaison de l'hydrogène avec le charbon ; il contient les mêmes éléments que le gaz d'éclairage ; il en diffère en ce que la même quantité de charbon y est unie à une proportion double d'hydrogène. Il se forme dans la décomposition de tous les végétaux, et l'on peut s'en procurer d'énormes quantités en fouillant les boues des étangs ou des rivières : elles en sont remplies et le laissent échapper à gros bouillons ; aussi le nomme-t-on souvent *gaz des marais*. Il n'est point étonnant que la houille, ce résidu fossile de végétaux, ait conservé jusqu'à nos jours le gaz qui accompagnait sa formation.

Le grisou n'a ni couleur ni odeur ; s'il est quelquefois accompagné d'une saveur de pomme, ou s'il pique aux yeux, cela tient à des matières étrangères auxquelles il est accidentellement mêlé. Il n'est pas anesthésique comme le chloroforme ; ce n'est pas un poison comme l'oxyde de carbone ; c'est un gaz irrespirable comme l'azote, qui ne tue ni n'empoisonne, mais qui ne fait pas vivre. Il est près de moitié, moins lourd que l'air, et c'est une heureuse propriété, car il monte au plafond des galettes et se tient en haut hors de l'atteinte de l'homme ; il se réfugie surtout dans les cavités élevées qu'on nomme cloches, mais peu à peu il se diffuse, se mêle à l'air et atteint même les couches contiguës au sol. On voit qu'il se conduit à l'inverse de l'acide carbonique et qu'on pourrait, dans une galerie de mines, renverser l'expérience de la grotte du chien. L'homme peut être asphyxié étant debout ; alors il perd tout sentiment, tombe sur le sol et, comme il y retrouve un air pur, il ne tarde point à revenir à la vie. Dans l'acide carbonique, il serait à tout jamais perdu. Du reste, ces asphyxies, qui sont fréquentes, ne laissent aucune trace morbide quand elles sont momentanées, ce qui prouve la parfaite innocuité du gaz, en même temps que son incapacité à entretenir la respiration. Ce n'est pas seulement eu égard à la respiration qu'il se rapproche de l'azote ; il a comme celui-ci la plus grande indifférence à toute combinaison ; il n'est point soluble dans l'eau, n'est point absorbé par la chaux, et il n'y a guère de moyens de le détruire par absorption chimique ; ce n'est qu'en présence de l'oxygène et d'une flamme qu'il révèle tout à coup les redoutables effets dont nous parlerons bientôt.

Il sort de la houille en soulevant les lamelles brillantes qui la composent, et l'on entend dans les galeries d'abatage un léger grésillement qui ressemble à une chute de pluie : c'est le *chant du grisou.* Ce dégagement, très abondant au moment même où les blocs sont arrachés de la masse, se continue en « 'affaiblissant peu à peu. M. de Marsilly, directeur de la mine d'Anzin, a mesuré sous cloches le volume de gaz que laissent échapper diverses variétés de houille aussitôt après leur extraction ; elles se comportent différemment suivant qu'elles sont grasses ou maigres ; pour les unes, on voit le dégagement cesser au bout de douze heures ; les autres le continuent pour ainsi dire indéfiniment, jusque dans les magasina et dans les soutes, des navires, ce qui fait que le combustible perd peu à peu une partie de sa richesse. On augmente cette faculté de dégager le gaz par le vide ; c'est ainsi qu'on a foré dans les massifs houillers des trous cylindriques qu'on a garnis de pistons de manière à en faire une sorte de machine pneumatique au moyen de laquelle il a été possible d'aspirer, d'extraire et d'analyser le grisou. Sa chaleur jusqu'à 300 degrés produit le même effet que le vide ; elle augmente et active la sortie du gaz.

Or ces expériences ont montré qu'un bloc de houille peut dégager jusqu'à trois fois son volume de grisou ; ce fait, extrêmement curieux, n'est nié par personne, mais on ne s'accorde pas sur l'explication qu'il en faut donner. Il y a sur ce point deux opinions que je vais exposer. Beaucoup d'ingénieurs et presque tous les physiciens admettent que le grisou existe tout formé dans la houille et qu'il y est comprimé. Le gaz recueilli dans les expériences de M. de Marsilly aurait une pression de trois atmosphères si on le ramenait au volume du bloc de houille d'où il est sorti, mais, comme il n'occupait que les vides de ce bloc, il devait s'y trouver à une pression incomparablement plus grande et qu'il est impossible d'évaluer exactement. On l'a supposée au moins égale à seize atmosphères : elle est certainement plus grande. Cette énorme pression sépare les lamelles et pousse les gîtes de houille vers les surfaces d'abatage ; les fronts de taille se gonflent, se gauchissent, se brisent et tombent dans les chantiers en s'exfoliant ; il faut les maintenir par des étais de bois ou boisages, quelquefois par des maçonneries, et celles-ci ne suffisent pas toujours pour contre-balancer l'énorme poussée intérieure. On a vu, à la mine de Boubier, près de Charleroi, un éboulement de 40 mètres cubes de charbon occasionné par l'effort du grisou. Au reste, les ouvriers connaissent si bien ces circonstances qu'ils s'arrangent de manière à en profiter et à se faire aider par la poussée de leur mortel ennemi.

D'autres praticiens soutiennent une opinion différente, et particulièrement M. Arnould, ingénieur principal à Mons, dont nous aurons souvent à citer les beaux travaux. On soutient que le grisou n'existe pas dans la houille, mais qu'elle contient un liquide oléagineux, ou même un solide, lequel s'évapore ou se décompose et donne naissance au grisou. Pour justifier cette opinion, on s'appuie sur des observations intéressantes. Immédiatement après l'abatage, le charbon présente à sa surface un aspect gras et luisant qu'il perd aussitôt ; il avait des propriétés agglutinatives qu'il ne conserve pas après son exposition à l'air ; enfin on a cru reconnaître une huile très volatile dans les cellules intérieures. On cite encore les faits suivants : bien que le ga, z des marais ne soit point soluble dans l'eau, les liquides qu'on extrait des mines contiennent quelquefois une grande quantité de matières inflammables et volatiles qui s'en dégagent et brûlent quand on les amène à la surface du sol. En 1870, M. Chanselle, alors ingénieur des houillères de Saint-Etienne, faisait épurer une masse d'eau qui avait envahi la mine et s'y était accumulée jusqu'à une hauteur de 17 mètres ; quand on arriva aux dernières couches, l'eau contenait assez de grisou pour prendre feu et donner une grande flamme analogue à celle du punch quand on l'agite. D'autres fois on a remarqué que les boues extraites des puits se mettaient à bouillir et à dégager des torrents de gaz qu'on pouvait allumer et qui donnaient des flammes de 0m,50 de hauteur.

Il faut convenir que tout cela est vague, que ce sont des hypothèses, et dans les sciences les hypothèses ne comptent plus. Pour faire admettre un grisou liquide, il faudrait le montrer, et ce gaz est justement l'un de ceux qui ont, jusqu'à présent, résisté aux efforts de la pression. Non, le grisou n'est pas liquéfié, il existe dans la houille, il y est comprimé, il y a un ressort énorme que tous les faits et que de nombreux malheurs ont surabondamment démontré. Il peut d'ailleurs y être quelquefois associé à des carbures volatils.

Cette pression va se manifester par les effets les plus curieux. Il y a dans les mines des cavités naturelles fermées de toute part ; on les trouve souvent sous le toit des veines de charbon, où elles résultent des affaissements de la masse ; ce sont autant de réservoirs, autant de *sacs à grisou*, et lorsque le progrès des travaux vient à les atteindre, ils laissent échapper brusquement leur contenu et remplissent la mine d'un air méphitique.

Il n'est même pas nécessaire qu'il y ait un vide ; il suffit que les murailles rocheuses soient perméables et qu'elles aient été saturées ; aussitôt qu'on les met à découvert, elles abandonnent leur gaz. On cite un exemple de ce genre dans la houillère de Strafford-main, où un abondant dégagement, venu du mur, éteignit toutes les lampes ; il fallut six heures pour assainir la mine.

Originairement les dépôts charbonneux étaient horizontaux et continus ; ils sont aujourd'hui inclinés et disloqués. La terre, en effet, qui d'abord était une masse fondue, s'est recouverte progressivement d'une croûte solide. Aujourd'hui encore, son centre est en feu, et la croûte n'a guère plus de 10 lieues d'épaisseur, et comme elle continue de se refroidir et que son volume total décroît, la croûte, devenue trop large, se casse en larges dalles qui s'affaissent ; les couches s'inclinent irrégulièrement et inégalement, elles sont séparées par des fentes aux deux faces desquelles elles ne se correspondent plus. La houille se présente ainsi en bancs inclinés, et qui sont tout à coup interrompus ; mais on en retrouve la suite un peu plus haut ou un peu plus bas en continuant les travaux. Ces fentes, accompagnées de ces dénivellations, se nomment des *failles*. On comprend qu'elles peuvent être incomplètement fermées, remplies de grisou, et qu'il s'échappera si on lui ouvre une issue. C'est en effet ce qui arrive fréquemment ; il sort avec bruit comme un vent, — plus ou moins vif, — et c'est ce qu'on nomme un *soufflard*.

Jules Janin

Il y en a de toutes les grandeurs : quelques-uns sont temporaires, très violents, mais presque instantanés ; d'autres durent très longtemps, quelques-uns paraissent de voir durer toujours ; cela dépend évidemment de l'étendue des failles et de la grandeur des issues. Il y en avait un à Wellesviller qui a soufflé pendant cinquante ans. Quelquefois ils s'échappent à travers l'eau en bulles nombreuses et bruyantes. On en connaît un exemple dans le lit de la Susquehanna, au-dessus d'une mine d'anthracite. Combes en a cité un autre dans la mine de Firminy ; il s'échappait à travers une colonne d'eau de 12 mètres, ce qui prouve une fois de plus la grande pression qui le chasse de la nouille. On peut allumer les soufflards. et on le fait sans danger ; c'est même un moyen de se débarrasser du gaz. On les a quelquefois captés et conduits par des tubes comme le gaz d'éclairage, soit dans la mine elle-même, soit dans des villages voisins, même à un phare sur la côte de Whitehaven.

A l'origine, on n'exploitait que les mines à fleur du sol ; mais peu à peu, après l'augmentation des besoins et les perfectionnements mécaniques de l'exploitation, on s'est risqué à toutes les profondeurs, jusqu'à 630 mètres. On ne s'arrêtera pas là. Si l'on veut se faire une idée de ces témérités redoutables, il faut se rappeler que le Panthéon a 70 mètres de hauteur et que c'est la neuvième partie de la profondeur de ces mines ; ceux qui ont une fois gravi cet édifice comprendront la fatigue des hommes qui seraient obligés pour sortir des mines de faire une ascension neuf fois plus longue. Or il est clair que le poids superposé de toutes les couches supérieures doit augmenter la pression du grisou et que, dans les mines profondes, les dangers qu'il crée s'augmentent en même temps que toutes les difficultés de l'extraction.

Voici une autre conséquence de ces profondeurs. La pression barométrique, qui va diminuant quand on s'élève, augmente lorsqu'on descend. Elle prend dans les mines une valeur beaucoup plus grande qu'au niveau du sol ; mais les variations de cette pression se font sentir en bas comme en haut, un peu plus en bas qu'en haut ; or le grisou, enfermé dans les charbons, se tient en équilibre entre sa tension qui le porte à s'échapper et celle de l'air qui le maintient enfermé. Il devra donc sortir si le baromètre baisse, rentrer s'il monte ; le régime d'une mine devra donc se ressentir de l'état du ciel, et d'autant plus qu'elle en est plus éloignée, c'est-à-dire plus creuse. Il faut en dire autant de la température ; plus on descend, plus elle augmente, parce que l'on s'approche de la masse interne ; mais comme il faut assainir la mine, on y fait arriver, par une ventilation énergique, un courant d'air qui la rafraîchit. Ce courant, qui est chaud pendant l'été et qui est froid pendant l'hiver, imprime aux galeries des températures variables, et la production du grisou s'active quand il fait chaud, se ralentit quand il fait froid. Voilà donc deux causes de variations et de dangers dont les influences pourront ou se réunir ou se combattre suivant les cas.

Il faut ajouter, pour compléter ce raisonnement, que l'exploitation laisse vide l'espace primitivement occupé par la houille entre le sol et le toit de la veine. Étayer ce toit qui tend à s'effondrer est une des plus pressantes préoccupations du mineur. De là des soutiens de bois ou boisages, des piliers ou des murailles en maçonnerie. A mesure qu'on avance, on tasse en arrière dans les espaces déhouillés les fragments de roche, les déblais, les déchets, tout ce qui n'est pas le charbon pur. Ces tassements imparfaits laissent dans les anciens travaux des vides immenses qui grandissent chaque jour et qu'on a cherché à évaluer. D'après M. Soulary, ils seraient de 50,000 mètres cubes pour une mine de 10 hectares dans une couche de houille de 3 mètres d'épaisseur. En épuisant une raine anglaise envahie par l'eau, on est arrivé à dire que le vide est environ égal au sixième du charbon sorti ; enfin M. Dombre estime qu'il est compris entre le tiers et le cinquième, et qu'une mine tirant annuellement 100,000 tonnes laisse un espace inoccupé de 12 à 20,000 mètres cubes. N'insistons pas sur ces évaluations, qui ne peuvent être les mêmes dans les divers cas ; contentons-nous de dire que le vide est très considérable et tirons-en cette conclusion, que toute diminution de pression et toute augmentation de température en fera sortir l'air, que tout effet contraire l'y fera rentrer, et que, si cet air est chargé de grisou, les dangers seront accrus toutes les fois que le baromètre baissera.

L'expérience semble confirmer ces raisonnements. G. Stephenson a observé un soufflard qui fonctionnait quand la pression était basse et qui se renversait quand elle était élevée. M. Galloway, inspecteur des mines en Angleterre, après un résumé d'observations exécutées dans trente-cinq mines du Royaume-Uni, admet qu'il y a un rapport de concomitance entre la présence du grisou et l'abaissement de la pression ; enfin M. Sauvage affirme que trois fois sur quatre, quand le grisou est signalé, il y a baisse barométrique ; ajoutons qu'il n'y a guère de vieux mineurs qui aient du doute sur l'influence de la pression. A la vérité, elle est niée par des ingénieurs émérites, entre autres par M. Lechatelier, qui attribue aux variations de température ce qu'on croyait de voir rapporter aux effets de la pression.

En présence de ces dénégations, la commission du grisou croit de voir ajourner son jugement, tout en affirmant que, dans le cas où cette influence se ferait sentir, elle ne paraît pas modifier d'une manière sensible les conditions de sécurité des mines à grisou.

Section II

Il faut maintenant reprendre et compléter l'étude du grisou. Ce gaz possède une propriété que j'ai intentionnellement passée sous silence, afin de l'étudier plus à loisir. Composé, comme le gaz d'éclairage, d'hydrogène et de charbon, il est combustible, et si on l'a versé dans l'atmosphère en un jet continu par un bec préalablement allumé, il se combine avec l'oxygène de l'air et se consume avec une flamme tranquille et éclairante ; son hydrogène forme de l'eau, son charbon, de l'acide carbonique. Un litre de grisou exige pour se brûler deux litres d'oxygène ; le tout se transforme en un litre d'acide carbonique et en deux litres de vapeur d'eau ; c'est dire que le volume ne devrait pas changer. Cependant il augmente considérablement au moment même de la combustion, parce que les gaz qui étaient froids sont tout à coup portés à l'incandescence ; mais il diminue aussitôt, parce qu'ils se refroidissent, que la vapeur d'eau se condense et qu'il ne reste qu'un litre d'acide carbonique. En résumé, il y a tout d'abord une grande dilatation et une grande pression par l'augmentation de la température, et aussitôt après une grande contraction par le refroidissement.

Ce genre de combustion, qui n'offre aucun danger, ne se fait pas dans les mines ; mais il y en a un autre qui est redoutable. Quand les deux gaz sont mélangés à l'avance et qu'on introduit au milieu d'eux une lampe allumée, on ne voit rien de particulier tant que la proportion du grisou dans l'air ne dépasse pas 3 ou

4 centièmes. Si elle augmente, on en est averti par le régime de la flamme, qui fume et s'allonge, ce qui prouve une difficulté de combustion, et qui s'entoure d'une auréole violacée, ce qui indique une tendance du gaz à s'enflammer lui-même autour d'elle ; on dit alors que la lampe *marque*. A mesure que le mélange s'enrichit, la flamme tend à s'éteindre et l'auréole à s'étendre. De 10 à 14 centièmes, la première s'annule, et tout le mélange s'enflamme à la fois avec une brusque détonation. Au-delà de ce terme, flamme et auréole disparaissent, parce qu'il n'y a plus assez d'oxygène pour les entretenir. Il est facile de se rendre compte de ces effets. A la température ordinaire, l'air et le grisou resteraient éternellement en présence sans exercer aucune action réciproque ; mais vient-on à échauffer par une allumette un des points du mélange jusqu'à 700 degrés, aussitôt il prend feu en cet endroit. Ce feu échauffe les parties voisines jusqu'au degré qui leur est nécessaire pour qu'elles brûlent à leur tour, pour qu'elles continuent le même rôle autour d'elles et que la déflagration se propage en rayonnant de proche en proche. Elle se transmet avec une rapidité si grande que l'effet semble instantané ; alors la masse entière se dilate à la fois par la chaleur et les enveloppes sont projetées et brisées comme par la poudre.

L'expérience se fait habituellement avec un petit flacon dans lequel est enfermé le mélange ; on l'enveloppe d'un linge épais et mouillé et, le tenant d'une main, on le débouche avec l'autre en approchant l'orifice de la flamme d'une bougie. Aussitôt l'explosion se produit, et on ne retrouve du flacon que des débris. Remplacez par la pensée le flacon par une galerie de mine, supposez qu'on y apporte une lampe ou une simple allumette, aussitôt le feu prend, se transmet rapidement et, l'ouragan enflammé, courant jusqu'aux puits, renverse, brise et brûle tout ce qu'il trouve en son chemin. Les travaux sont anéantis, les machines détruites, et la mort a brusquement surpris les malheureux que la flamme a rencontrés. C'est là ce qu'on nomme *un coup de grisou* ; il est imminent quand la proportion du gaz est de 8 centièmes, il est certain si elle atteint 12 ou 15 centièmes.

Pour arriver à préserver les mines de désastres pareils, il était nécessaire d'étudier scientifiquement toutes les circonstances de l'inflammation des mélanges détonants, de chercher en particulier à quelle température ils prennent feu, quelle est la vitesse avec laquelle la flamme marche dans les galeries et quelle est la pression développée tout à coup par l'explosion. Les expériences exécutées par MM. Mallard et Lechatelier répondent à ces trois questions.

J'ai dit précédemment que l'air et le grisou mélangés pourraient demeurer éternellement en présence sans exercer d'action réciproque ; il faut, pour qu'ils prennent feu, les chauffer jusqu'à une certaine température qui a été mesurée pour plusieurs mélanges. Il s'est trouvé, par une circonstance inexpliquée, que, de tous les gaz, c'est le grisou qui exige le plus grand échauffement. Il faut le porter à 780 degrés. Il est heureux que les mines dégagent ce gaz, car si elles donnaient à sa place du gaz d'éclairage, il prendrait feu dès 550 degrés. On peut donc introduire sans danger dans les mines des corps échauffés au-dessous de 500 degrés, qui déjà seraient lumineux et serviraient à l'éclairage et qui pourtant ne mettraient pas le feu tant que leur température n'atteindrait pas 780 degrés. C'est ainsi qu'on peut y battre le briquet, brûler de l'amadou, rougir un fil de platine ; mais on ne pourrait sans danger enflammer une allumette.

Le deuxième point est relatif à la pression que l'explosion peut produire. En vase clos, elle s'élève jusqu'à six atmosphères. Or si on songe que c'est la pression moyenne d'une machine à vapeur, on voit que les choses se passeront en chaque point comme si une chaudière y crevait, et, puisque le phénomène se produit en chaque endroit, comme si une série de chaudières qui empliraient la galerie éclataient presque au même moment. On peut s'expliquer par là les désastres que nous avons décrits.

Enfin il nous reste à dire comment on a pu mesurer la vitesse avec laquelle un coup de feu se propage. MM. Mallard et Lechatelier y ont réussi par un ingénieux procédé que je vais décrire. Dans un tube de verre qui représente en petit la galerie d'une mine, on lançait un courant d'air mêlé de grisou et on l'enflammait à l'extrémité du tube, puis on réglait son débit jusqu'à ce que la flamme demeurât stationnaire en un point, sans avancer ni reculer. A ce moment, la vitesse du courant gazeux contre-balançait celle de la flamme ; l'une détruisait l'autre, et par conséquent la mesurait. Elle est bien loin d'être aussi grande qu'on le croyait ; on la supposait énorme, elle ne dépasse pas au maximum 0m,62 à la seconde, ce qui ne fait guère plus de 2 kilomètres à l'heure. Si donc il était permis d'étendre ces résultats à une galerie de mine, on voit que, l'air y étant immobile, les ouvriers sans trop se presser pourraient fuir devant le danger ; mais comme il y a toujours un courant de ventilation qui atteint et souvent dépasse la vitesse de 0m,60, il en résulterait que le feu ne pourrait pas remonter le courant et qu'il le descendrait avec une vitesse au moins double. Cela malheureusement n'est point exact ; on ne peut rien conclure des expérience de laboratoire, si bonnes qu'elles soient, par la raison qu'elles ont été faites en des tubes ouverts et que les mines sont à peu près closes et qu'il faut compter sur les énormes pressions que la déflagration y fait tout à coup naître ; ces pressions changent et exagèrent les courants, soulèvent de véritables ouragans, des ouragans de feu, et ce qui les rend particulièrement destructives, c'est qu'elles entraînent avec elles des nuages épais de poussières noires éminemment combustibles, qui ajoutent, s'il est possible, à l'horreur de la situation et dont nous allons nous occuper.

Section III

Tout le monde a fait ou peut faire la curieuse expérience qui consiste à jeter sur une bougie allumée une poignée de poudre de lycopode ; c'est le pollen très divisé que répand en abondance le *lycopodium clavatum* au moment de la fécondation et qu'on recueille pour saupoudrer les membres des nouveaux-nés. Aussitôt qu'elle atteint la flamme, cette poussière s'allume et répand autour d'elle un nuage de feu qui est instantané et n'offre aucun danger. C'est par ce moyen qu'au théâtre on cherche à imiter les éclairs. Quant à l'explication, elle est exactement celle que nous avons donnée des détonations du grisou : les grains de lycopode sont combustibles ; si l'un d'eux rencontre une flamme, il brûle et développe assez de chaleur pour échauffer ses voisins, jusqu'à la température nécessaire à leur combustion ; ils s'allument à leur tour et l'incendie progressivement propagé de grain à grain s'étend rapidement à la masse entière.

On comprend que la nature de la poudre est ici tout à fait indifférente et qu'on pourrait remplacer le lycopode par toute autre poussière combustible, pourvu qu'elle fût assez menue ; il n'y a d'autre différence que l'inflammabilité de la substance. A cause de cela, la poudre de soufre est tellement dangereuse qu'on a dû renoncer à la préparer par le broyeur Carr, comme on avait essayé de le faire en vue de tuer l'oïdium. Une explosion de poudre d'amidon s'est produite à Paris, dans une fabrique, il y a une dizaine d'années. La fine farine qui voltige dans l'air des moulins à ses dangers ; le 2 mai 1878, une épouvantable explosion a détruit l'un des plus grands moulins du monde à Minneapolis, près des chutes du Mississipi. Aussi les compagnies d'assurance imposent-elles aux meuniers des responsabilités particulières. Divers inventeurs ont même essayé de tirer parti de cette action. Niepce proposait une machine analogue à nos moteurs à gaz modernes, où la force eût été développée par l'explosion d'un mélange d'air et de poudre de lycopode. Il s'agit ici, comme on le voit, d'un fait très connu, très fréquemment observé, très rationnellement expliqué et qu'on peut résumer en disant que tout mélange d'air avec une poussière, pourvu qu'elle soit très combustible et très menue, est un mélange détonant, que le feu subitement propagé dans tous ses points dilate les gaz augmente la pression, renverse et projette au loin les matériaux voisins et produit tous les effets destructeurs de la poudre.

Or, s'il y a des poussières particulièrement aptes à créer ces dangers, ce sont manifestement celles du charbon, le corps combustible par excellence, et s'il y a un lieu qui en contienne une proportion redoutable, c'est évidemment la galerie d'une houillère. Elles se développent par l'abatage de la mine, par le mouvement des chariots, par tous les travaux ; elles se transportent par la ventilation, elles s'élèvent comme les poussières s'élèvent à la surface du sol dans l'atmosphère, non quand l'air est humide, mais quand il est sec ; alors il en est saturé et les entraîne jusque dans les vêtements. Après quelques heures de séjour dans une mine, un visiteur est étonné de la prodigieuse quantité de charbon pulvérulent qu'il en rapporte, qui a souillé les plus intimes replis et qui s'est insinuée jusqu'au plus profond des poumons.

C'est un fait connu que tous les mineurs crachent noir et que cela continue pendant tout un mois après leur sortie ; beaucoup d'entre eux sont atteints d'une maladie qui leur est spéciale, la mélanose charbonneuse, sorte d'encrassement des poumons. Après quarante ans de service, il y a peu d'ouvriers qui n'en soient atteints, et la pénétration pulmonaire est si complète que si, après dix ans de retraite, un mineur est atteint d'une bronchite aiguë, il voit reparaître le charbon dans les matières expectorées.

L'air des mines est donc surabondamment chargé de poudres charbonneuses, elles se distribuent dans les galeries à l'inverse du grisou ; celui-ci plus léger monte au toit de la mine et s'y étale ; les poussières plus lourdes tombent au fond, comme l'acide carbonique. Le danger du grisou est en haut, celui des poussières en bas. Ces deux agents de malheur se complètent mutuellement ; mais c'est aussi par là que l'on distingue leurs coups : le grisou frappe à la tête, les poussières aux pieds.

Chose remarquable, le danger des poussières a été ignoré jusqu'en 1844 ; c'est à la suite d'une explosion arrivée à Haswell que Faraday et Lyell, chargés d'une enquête administrative, commencent à soupçonner la vérité. En parcourant les travaux après le sinistre, ils remarquèrent sur les bois, sur le sol, sur toutes les parois placées en regard de l'explosion une couche de poussière agglutinée, friable, mais adhérente, ressemblant à du coke ; elle avait un pouce d'épaisseur au foyer de l'accident ; elle diminuait avec la distance, mais s'étendait dans toute la partie visitée par l'explosion. C'était la seule trace laissée par le coup de feu ; c'était assez pour en deviner les causes. Avec une sagacité qu'on ne peut trop admirer, les deux savants n'hésitent point à admettre que des poussières ont été soulevées, qu'elles ont été portées à l'incandescence, qu'elles ont pour une large part contribué au sinistre et augmenté sa gravité, puis, qu'après s'être incomplètement brûlées, elles sont retombées encore chaudes sur les parois en s'y agglutinant. Cette explication *a posteriori*, cette reconstitution d'un phénomène par les traces qu'il a laissées était inconnue en France quand, en 1855, M. du Souich arriva par les mêmes observations à une conclusion identique. Après un coup de feu survenu à Firminy, « on pouvait, dit le rapport, recueillir en divers points sur les buttes une sorte de croûte composée d'un coke léger qui ne peut provenir que de la poussière de nouille balayée dans les chantiers et sur le sol des galeries et transportée au loin par le courant d'une extrême violence que produit l'explosion. Cette poussière se trouvant elle-même en partie enflammée peut continuer les effets du grisou en les portant au loin… »

Il suffit souvent d'une observation révélatrice pour réveiller le souvenir de faits antérieurs qui la confirment, quoique leur signification n'ait point été tout d'abord aperçue. Telle est celle qui nous occupe. Partout on s'est rappelé qu'à la suite des explosions, on avait reconnu les mêmes dépôts de coke, aggluné, et cette circonstance devint et reste aujourd'hui le caractère assuré et la preuve indéniable des accidents produits par la même cause. Arrêtons-nous un instant sur ce point pour en compléter l'étude.

La houille n'est point du charbon pur ; elle recèle une grande quantité de carbures d'hydrogène qui se liquéfient et ramollissent la masse quand on la chauffe. Ils se décomposent et donnent du gaz d'éclairage quand la température continue de monter, et finalement ils laissent comme résidu un charbon pur qui est le coke. Dans un coup de feu, chaque grain de poussière de houille ayant été chauffé a dû se ramollir et dégager des gaz ; ceux-ci ont dû se brûler, et, comme il n'y a généralement pas assez d'oxygène, ils ont laissé des grains d'un coke imparfait, encore chaud et mou, qui s'est aggluté en tombant sur les parois. L'analyse chimique a confirmé l'explication en montrant que la croûte déposée n'est plus de la houille et qu'elle a perdu une portion des composés volatils qu'elle contenait. Cette portion est variable ; elle a été trouvée égale au quart de la totalité par M. Vital, comprise entre un quart et un sixième par M. Chanselle, égale à la moitié par M. Villiers, et il devait en être ainsi, car les quantités de poussières et de grisou qui se réunissent pour déterminer le coup de feu sont variables. En prenant une moyenne et en traduisant ces résultats, on arrive à trouver que chaque kilogramme de poussière a développé 84 litres de gaz, lesquels, mêlés à dix fois leur volume d'air, forment 840 litres de mélange explosif. Enfin, si on multiplie ces nombres par la somme des kilogrammes de coke déposés, on demeure effrayé du résultat. Pour ne citer qu'un exemple, on trouve qu'à Saint-Etienne, dans l'un des derniers coups de feu, les poussières ont répandu dans les galeries de la mine *quatorze cents mètres cubes* de gaz explosif qui ont dû se doubler par l'élévation de température et qui ont laissé un volume égal d'acide carbonique : les hommes échappés au feu étaient dévoués à l'asphyxie.

On s'est beaucoup occupé de savoir si les poussières seules pouvaient s'enflammer et donner naissance à des explosions, ou s'il est nécessaire qu'elles soient mêlées à une certaine quantité de grisou qui agirait comme le fait une amorce. M. Galloway a institué des expériences dans lesquelles un air poussiéreux passait au-dessus d'une lampe à feu nu. Jamais il ne s'est enflammé, seulement il rougissait la flamme ; mais cet air détone quand il contient seulement 9 millièmes de grisou. Or aucun procédé ne permet de constater dans les mines l'existence d'une aussi faible quantité de grisou ; les lampes ne commencent à marquer que si la richesse s'élève à 3 ou 4 centièmes. M. Galloway conclut donc que le grisou en faible proportion est nécessaire pour enflammer et que les poussières ne font qu'exagérer le danger sans le faire naître.

Il y a cependant des cas particuliers et très spéciaux où le grisou n'est pas nécessaire ; nous aurons l'occasion d'y revenir. Voici d'abord des expériences de laboratoire. M. Vital dirige une flamme de gaz d'éclairage mêlé de poussière de charbon dans un tube de verre horizontal destiné à figurer une galerie de mine. Quand ce tube contient du poussier de charbon, sa flamme est rouge et se prolonge à la distance de 1m,80 ; mais quand on ôte ce poussier, tout en laissant subsister les mêmes conditions, la flamme reste blanche et se réduit à la longueur de 0m,07. M. Planchard opère autrement ; il dirige horizontalement sur une planche inclinée le canon d'une boîte d'artillerie ; au moment de l'explosion, la flamme atteint la planche et se réfléchit jusqu'à 2 mètres de hauteur environ. Vient-on à couvrir la planche de poussière de houille, cette flamme s'élève à 5 mètres. Il faut donc conclure que les poussières charbonneuses, même sans mélange de grisou, suffisent pour augmenter et prolonger la flamme d'une explosion de poudre.

Voyons maintenant les faits observés dans les houillères. Pour prolonger les galeries, pour faire avancer les travaux, pour redresser les failles, il faut de toute nécessité abattre de grandes parties du rocher souvent très dur qui avoisine la couche exploitée ; on emploie la mine pour le faire sauter. A la vérité, les règlements en limitent l'emploi au cas où le grisou n'existe pas et où l'aérage est actif, et le maître mineur est juge ; malgré tout, il y a eu des accidents produits incontestablement par l'inflammation des poussières dans des conditions absolument identiques aux expériences précédentes. Le 2 novembre 1874, à la houillerie de Champagnac (Aveyron), trois ouvriers étaient réunis dans le même chantier ; ils avaient percé un trou de mine horizontal de 0m,85 au ras du sol. Le coup rate une première fois, ils le débourrent, superposent une deuxième charge de poudre à la première, allument le coup avec une lampe à feu nu et se retirent jusqu'au courant d'air à 25 ou 30 mètres du front de taille ; l'explosion a lieu, ils sont affreusement brûlés : le coup avait fait canon… La combustion a été limitée aux parties inférieures de la galerie ; les montants des cadres portent la marque des flammes, les chapeaux n'en montrent aucune trace ; les fils à plomb qui pendaient au moment de l'explosion sont calcinés jusqu'à 0m,30 ou 0m,40, ils sont intacts dans le haut ; les ouvriers sont généralement brûlés dans la région des reins et au-dessous. Ces malheureux, qui ont succombé aux suites de leurs blessures, ont dit avoir vu se précipiter sur eux des flammes rouges.

Le 7 février 1871, aux mines de Montceau (Saône-et-Loire), deux ouvriers avaient pratiqué un coup de mine dans une bure de 5m,40 de profondeur. Une première cartouche ayant raté, ils débourrèrent le coup et y mirent de la poudre, ce qui est défendu par les règlements ; puis ils allumèrent la mèche et allèrent attendre l'explosion au bout d'une traverse longue de 6m,70. Il se produisit deux explosions très rapprochées ; à la suite de la seconde, une flamme jaunâtre atteignit les deux ouvriers, qui furent brûlés, l'un mortellement, l'autre gravement. On n'avait jamais vu de grisou dans ces parages, et il a été impossible d'en trouver après l'accident. Il n'y avait aucune cavité où il pût s'accumuler. On a reconnu que des dépôts de grains de coke commençaient à 2 mètres au-dessous de l'orifice de la bure. Ils étaient abondants sur les cadres immédiatement au-dessus.

Il serait aisé de multiplier ces exemples.

On a trop accusé le grisou et on a mis à sa charge des malheurs dont il n'était point seul coupable ; si sa présence est nécessaire pour préparer les sinistres, il est toujours aidé par les poussières pour les accomplir. Ce sont elles qui le plus souvent les généralisent et les aggravent. On peut dire que le remède est indiqué par les phénomènes naturels. Après une grande pluie, l'air est débarrassé de ses poussières, après une grande sécheresse il en est rempli. Arroser les mines est donc une des premières nécessités de l'exploitation ; personne n'y manque aujourd'hui.

Section IV

S'il est facile d'abattre les poussières par un arrosage bien réglé, il est beaucoup moins aisé de se débarrasser du grisou que, dans les conditions ordinaires, la houille abandonne à mesure qu'on la met à jour ; la mine en serait bientôt remplie, si l'on n'avait un procédé pour l'enlever à mesure qu'il est produit. Or on n'a trouvé qu'un seul moyen de le faire, l'aérage continu de la mine.

Cet aérage est également commandé par la nécessité de fournir aux hommes et aux chevaux qui habitent la mine l'oxygène nécessaire à leur respiration, et aux lampes celui qui entretient leur combustion. On évalue à 50 litres le volume d'oxygène que chaque ouvrier consomme en une heure ; il rend en échange 38 litres d'un gaz irrespirable, l'acide carbonique. Cette évaluation n'est qu'approximative, et d'ailleurs la consommation augmente quand l'homme travaille. L'air à l'intérieur des mines est donc toujours plus pauvre en oxygène, plus riche en acide carbonique que dans l'atmosphère ; il contient en outre le grisou, et sa composition anormale nuit à la santé de l'ouvrier. On a constaté, en effet, des anémies fréquentes et des affaiblissements musculaires qui diminuent la puissance du travail. On estime qu'il ne faut pas laisser la proportion d'oxygène baisser au-dessous de 18 pour 100 ; c'est même une limite excessive. M. Demanet admet qu'il faut fournir 25 mètres cubes par homme et par heure, 14 pour sa respiration, 7 pour sa lampe et 4 pour les miasmes qu'il dégage. Un cheval compte pour trois hommes. Quant au grisou, comme il croît avec la quantité de houille extraite de la mine, il faut, pour empêcher sa présence d'être dangereuse, le remplacer par un nombre de mètres cubes d'air égal au dixième ou au vingtième des tonnes de houille enlevées. Cette proportion varie avec la mine, qui est plus ou moins grisouteuse.

La ventilation est encore nécessaire à un point de vue différent. On sait que la température d'une mine n'est point soumise aux variations que les saisons déterminent sur le sol et qu'elle croît, quand on s'enfonce, d'environ d'un degré par 30 mètres de profondeur, d'où il suit qu'à 600 mètres, elle a dû augmenter de 20 degrés au-dessus de la moyenne : soit donc en tout une température de 30 degrés, c'est à peu près le maximum de nos étés. Or si l'homme peut le supporter quand l'air est sec, il en souffre cruellement quand il est humide, et il ne peut y travailler qu'au prix de sueurs abondantes. Le courant d'air pris à la surface du sol étant généralement beaucoup plus froid, entretiendra dans la mine une température plus favorable aux travaux.

Pour toutes ces causes, les galeries des mines devront être, à chaque moment, parcourues en totalité et visitées dans leurs plus intimes recoins par un énergique courant d'air ; on l'emprunte à l'atmosphère, on le fait descendre par un puits qui sert à l'extraction, et remonter par un autre, le puits de retour. Il entre pur et frais, il sort vicié et échauffé, entraînant avec lui toutes les matières délétères qu'il balaie et noie dans sa propre masse. La fin de la mine est donc moins saine et plus chaude que le commencement ; elle offre ainsi moins de sécurité. Les deux puits d'entrée et de sortie peuvent être très éloignés, ils peuvent être très voisins, jumeaux, mais toujours séparés, et le courant, d'air est conduit à l'intérieur de manière à faire un long trajet de l'entrée au fond de la mine, et à revenir du fond à la sortie, toujours dirigé de façon à ne laisser aucune partie sans la parcourir et sans l'assainir. Des portes convenablement ouvertes ou closes servent à le guider dans son chemin. Autrefois un portier, le plus souvent un enfant, était chargé de les ouvrir ou de les fermer pour les besoins de l'exploitation ; on le remplace aujourd'hui par des systèmes mécaniques plus économiques et moins distraits. Au lieu de faire visiter par le même courant d'air toutes les parties de la mine l'une après l'autre, ce qui le souille progressivement, on préfère le. diviser en plusieurs branches parcourant chacune un quartier spécial. On y trouve une économie de force et plus de constance dans la composition du gaz ; mais dans les deux cas, il ne faut pas croire qu'il aura dans tout son parcours une vitesse uniforme ; il s'accélère dans les parties étroites, se ralentit dans les évasements, marche lentement contre les parois, à cause du frottement, plus vite dans l'axe de la galerie, où ses mouvements sont plus libres ; il se comporte comme un cours d'eau dont le courant est très inégal en ses divers points ; il a ses remous, ses points immobiles ; il s'arrête sous le toit quand celui-ci est bombé en forme de cloche, et souvent il y laisse un réservoir dangereux. Il faut prendre le soin de rendre sa vitesse aussi égale qu'il est possible, en brassant l'air. Agricola, qui écrivait au XVIe siècle, recommande de fouetter l'air avec des verges ou avec les vêtements étendus des ouvriers.

La vitesse de cet air doit être faible, être comprise entre 1m,20 et 0m,60 par seconde. Trop grande, elle empêcherait l'air pur de se mêler à celui qu'on veut chasser, et de plus elle ferait sortir la flamme des lampes, ce qui produirait l'explosion. On mesure cette vitesse avec soin pour la pouvoir régler au moyen d'appareils très ingénieux et très nombreux. Quelquefois on se contente de verser de l'éther ou d'allumer de l'amadou en un point et de compter le temps que met l'odeur pour être transportée par le courant à un autre point éloigné du premier. Mais les ingénieurs ont des procédés plus scientifiques à leur disposition, des anémomètres qui sifflent ou sonnent quand la vitesse dépasse les limites assignées ; l'un d'eux porte le nom caractéristique de mouchard à cause des avertissements qu'il donne. Il y a peu de besoins qui aient été plus étudiés et auxquels on ait mieux satisfait que cette mesure de la vitesse.

Chaque mine oppose à ce mouvement de l'air une certaine résistance, grande quand la galerie parcourue est longue et étroite, beaucoup moindre quand on divise le courant et que le couloir est large ; mais, dans tous les cas, on peut assimiler cette résistance totale à celle que le même courant éprouverait à travers une ouverture percée dans une cloison mince. A cause de cela, cette ouverture se nomme l'orifice équivalent, c'est-à-dire l'orifice qui opposerait la même résistance au courant d'air allongé de la mine. Cette ingénieuse idée, due à M. Murgue, permet de classer les mines entre elles. Celles de Belgique ont un orifice égal à 0mc,8, celles d'Angleterre à 1mc,8 ; les premières sont étroites, les dernières larges ; celle de Hetton, la plus grande de toutes, est de 4mc,3. Plus une mine est large, plus on pourra y envoyer d'air sans grande vitesse, et l'on conçoit la nécessité d'élargir les mines trop étroites ; celle de Créal avait à l'origine un orifice de 0mc, 63, on l'a portée depuis à 0fflc, 92 et en dernier lieu à 1mc, 13.

Il nous reste à dire comment on parvient à mettre en circulation les énormes quantités d'air nécessaires à l'aérage d'une mine. Il y a plusieurs moyens. Le premier est l'aérage naturel. Les deux puits d'entrée et de sortie, réunis à leur base par toute la longueur des galeries, constituent un immense vase communiquant. Si les températures étaient égales des deux côtés, il n'y aurait aucune raison pour qu'un appel d'air se produisît ; mais si l'un des puits est plus échauffé que l'autre, le gaz y est plus léger, il y monte, entraîne à sa suite celui des galeries et force l'air atmosphérique à descendre par l'autre ouverture. Or cela aura presque toujours lieu si les deux puits débouchent à des hauteurs inégales, l'un sur une colline, l'autre dans une vallée. En général, la colonne de gaz qui aboutit à la colline est la plus chaude et aspire, mais il arrive aussi que, pendant l'été, l'air de la vallée prend une température supérieure, et alors le courant de ventilation change de sens. Au moment où ce changement se fait, tout mouvement cesse ; ce moment peut durer longtemps, et il est précédé et suivi par des périodes de ralentissement dont on s'aperçoit aussitôt dans les galeries par des difficultés de respiration, par des sueurs abondantes, par des défaillances et une diminution de travail. On a cherché à régulariser et à augmenter cet appel de l'air en surmontant les puits de sortie par des cheminées, mais tous ces essais sont demeurés insuffisants ; il faut avoir recours à des procédés plus efficaces, tout en faisant concorder le sens du courant d'air artificiel avec celui que donnerait le plus habituellement l'aérage naturel.

Le deuxième procédé consiste à activer le courant d'air par un échauffement artificiel de la colonne d'air au puits de retour. Les anciens ingénieurs y descendaient des fourneaux appelés toque-feux : c'était un danger d'incendie évident. Aujourd'hui les Anglais disposent à la base du puits de retour un foyer considérable, fermé de toutes parts (*dumb furnaces*) de façon que l'air intérieur qu'on veut aspirer ne puisse jamais être mis en contact avec le feu et s'y allumer. Le foyer est entretenu par un tuyau descendant qui lui apporte l'air extérieur, et la fumée s'échappe à travers une conduite métallique inclinée qui débouche dans le puits, quand déjà elle est sans flamme et refroidie. Les houillères anglaises du Durham et du Northumberland emploient avec succès ce système qui a le double avantage de coûter peu, puisque le charbon se trouve sur place, de n'exiger aucun organe mécanique de prix élevé et de provoquer une très active circulation. Il faut toutefois se prémunir contre une inflammation possible des gaz détonants, et fermer avec le plus grand soin tout orifice de communication, si petit qu'il soit, entre eux et le foyer.

Enfin, les houillères belges et françaises emploient généralement des ventilateurs ; ce sont des roues tournantes munies de palettes qui attirent derrière elles l'air de l'atmosphère et qui le poussent en avant. Ils aspirent d'un côté, ils soufflent de l'autre, et, s'ils ont de grandes dimensions, s'ils marchent vite, ils mettent en mouvement d'énormes quantités de gaz. Naturellement le besoin qu'en a l'industrie minière a excité le zèle des inventeurs, et l'on possède un nombre considérable d'appareils excellents dont on n'attend pas, j'espère, que je fasse la description. On peut les mettre sur les puits d'entrée, là ils soufflent ; ou sur celui de sortie, où ils aspirent. Les deux systèmes sont employés tous deux, et l'on n'est pas d'accord sur le point de savoir quel est le meilleur. Il y a plus d'économie de force quand ils soufflent, il y a plus de danger pour eux quand ils aspirent, parce qu'une explosion peut les détruire. Néanmoins, le plus souvent ils sont disposés sur le puits de sortie, afin de ne pas gêner les travaux d'exploitation qui se font dans les puits d'entrée.

C'est au moyen de ces appareils que l'industrie minière a réussi à faire traverser les galeries, par un immense volume d'air. Une enquête administrative, faite au bassin de la Ruhr et qui établit une moyenne entre 35 mines, nous apprend que, pour une étendue de 77 hectares elles reçoivent par heure environ 30,000 mètres cubes d'air, ce qui fait 366 mètres par hectare, 60 par tonne de houille enlevée et 100 par ouvrier occupé. Ces quantités sont énormes, elles ne sont point exagérées. On les dépasse encore en Angleterre ; c'est ainsi que la mine de Hetton reçoit jusqu'à 380,000 mètres cubes d'air par heure.

La santé des ouvriers, exige impérieusement ces conditions ; il faut que la teneur en oxygène ne s'abaisse pas au-dessous de 18 pour 100, autrement on verrait reparaître l'anémie des mineurs. L'idéal serait, comme le dit M. Dombre, que l'on pût circuler dans la mine avec des lampes à feux nus, et que le grisou fût tellement lavé et chassé que l'air fût toujours très-éloigné du point où il commence à devenir inflammable. La commission du grisou s'associe à ces idées et recommande avec instance une énergique ventilation. Pourtant, à certains points de vue, la ventilation a ses dangers ;

la grande vitesse du courant d'air peut faire sortir la flamme du treillis des lampes ; elle soulève la poussière de charbon, et si une explosion survient en un point, elle la généralise ; aussi ne faut-il point oublier que plus il y a d'air en mouvement, plus il faut arroser la mine, et comme le dit avec raison M. Galloway, il faut, en même temps, encore plus d'air et encore plus d'eau.

Section V

Nous ne sommes point encore arrivés à l'idéal rêvé par M. Dombre, et je crois qu'il faut désespérer de l'atteindre jamais ; il y aura toujours des coins, des culs-de-sac, des cloches, que l'air ne visitera qu'imparfaitement, il y aura toujours des soufflards, toujours une imminence de danger et une nécessité de surveillance. Avant tout il faudrait savoir reconnaître l'ennemi, le grisou ; mais, sauf la lampe de sûreté dont nous parlerons bientôt, les moyens pratiques manquent. A la vérité, M. Thénard a proposé un système d'analyses rapides ; divers inventeurs ont imaginé des avertisseurs fondés sur des principes très divers ; aucun appareil, jusqu'à présent, n'a reçu la sanction d'une pratique incontestée. On en est réduit à des services d'inspection ; toute mine a ses chercheurs de gaz, assujettis à des tournées régulières avant l'entrée des ouvriers, chargés de signaler et de fermer les endroits dangereux ; la loi anglaise les exige. A Bessèges, on profite de l'interruption du dimanche pour *tâter le pouls* à la mine ; puis, on consulte le thermomètre et le baromètre, la hausse du premier, et la baisse du second paraissant exagérer le danger.

Cette surveillance toujours présente, toujours exercée contre un ennemi toujours possible, toujours à redouter, était bien incomplète au commencement de ce siècle, et comme, d'autre part, la ventilation était très insuffisante, l'industrie minière était désespérément meurtrière ; on ne savait combattre le grisou que par des moyens barbares ; souvent on sacrifiait un homme. Couvert de vêtements de cuir, enveloppé de capuchons mouillés, il parcourait la mine en rampant, et comme le grisou par sa légèreté se réfugie et s'étale sous le toit, il l'y enflammait avec une mèche au bout d'une longue perche ; il allumait ainsi le plus souvent de longues flammes silencieuses qui couraient sous le plafond, quelquefois des explosions dont il était la victime dévouée. On le nommait le pénitent, soit à cause de son capuchon, soit à cause de son dangereux métier ; on l'a remplacé ensuite par des lampes dites éternelles qu'on fixait au sommet des galeries, surtout dans les cloches et qu'on n'éteignait jamais. C'était un procédé moins cruel, non pas plus efficace. Les choses en étaient là, quand en 1815, un illustre chimiste anglais, Humphry Davy, réussit à éclairer sans danger les mines chargées de grisou au moyen de la célèbre lampe qui porte son nom ; tout le monde la connaît, mais il est curieux de dire par quelle série des déductions il parvint à la découvrir.

Si on fait circuler dans un tube métallique un mélange explosif et qu'on l'allume à l'extrémité, la flamme qui s'y développe ne revient pas sur ses pas à travers le tube et n'enflamme point le gaz du réservoir, cela se comprend : un mélange explosif détone parce que la flamme qui est produite en un point échauffe par sa combustion les parties voisines et les allume à leur tour ; ces parties jouent le même rôle autour d'elles et transmettent l'inflammation plus loin. Le phénomène est donc successif, mais il paraît instantané parce qu'il est très rapide. Mais si, par un moyen quelconque, on empêchait cette transmission de chaleur et ces échauffements successifs, on arrêterait la propagation de la flamme ; or un tube métallique produit ce refroidissement et cet arrêt. Davy vit bientôt qu'on peut raccourcir le tube, le remplacer par un trou fin percé dans une plaque de tôle, ou par une série de petits trous très voisins, ou enfin par une toile métallique à mailles serrées contenant de 100 à 120 croisements au centimètre carré. Pour vérifier cette propriété, chacun peut faire une expérience simple : écrasez avec une toile métallique la flamme d'un bec de gaz, une partie de ce gaz continue de brûler au-dessous, une autre traverse les trous de la toile, il s'y refroidit et il ne brûle pas au-dessus. On pourra constater qu'il passe au travers, en y mettant le feu par une allumette. Partant de là, Davy disposa au-dessus d'une petite lampe à huile une cloche en treillis métallique qui avait environ 0m,06 de diamètre et 0m,22 de hauteur. Telle fut la lampe de Davy dans sa simplicité primitive.

Non-seulement cette lampe empêche la propagation de la flamme, mais elle est un avertisseur du danger ; elle brûle avec une flamme nette dans l'air pur ; mais aussitôt que la proportion de grisou atteint

4 à 8 centièmes, elle commence à fumer, et cette tendance s'exagère jusqu'à l'extinction quand le grisou augmente ; en même temps, cette flamme s'entoure d'une auréole produite intérieurement par l'inflammation du gaz ; c'est alors que le danger est imminent et que la retraite des ouvriers devient nécessaire. Il faut admirer, dans cette invention de Davy, la certitude des déductions expérimentales qui l'ont conduit, la simplicité des moyens et l'efficacité du remède ; un siècle d'expérience a prouvé que les ouvriers vivent et que la lampe brûle paisiblement dans un milieu qui ferait explosion si la lampe était à feu nu. La reconnaissance publique fut attachée au nom de Davy, et l'en ne cesse de le citer comme un exemple des ressources que les sciences tiennent en réserve pour les besoins de l'industrie. La lampe était si simple et si efficace que, par une sorte de respect, on s'est contenté de l'employer sans chercher à la modifier ; ce n'est que longtemps après sa découverte qu'on y a trouvé des défauts et qu'où a osé y remédier.

Nous allons maintenant parler de ces défauts. La lampe est sujette à des accidents qu'on ne peut lui reprocher : elle peut se briser par des éboulements, par des chocs, par les coups des outils qui viennent à la rencontrer et qui mettent sa flamme à nu. En voici un curieux exemple arrivé à la mine de Rouchamp, le 10 août 1859, et qui est raconté par M. Mathet, ingénieur en chef dés mines de Blanzy.

Après une formidable explosion, l'ingénieur en chef, M. Mathet lui-même, descendit dans la mine, et, s'approchant du lieu où s'était produit le sinistre, il reconnut la présence du grisou en proportion inquiétante ; il se disposait à faire retraite quand un deuxième coup de feu s'alluma, qui l'enleva, le roula jusqu'au puits dans un flot de poussière noire et épaisse. Il sentit une forte chaleur au-dessus de sa tête et plusieurs de ceux qui l'accompagnaient furent légèrement brûlés aux oreilles et aux cheveux. Ce n'est qu'après un délai de quinze jours qu'on put pénétrer dans la mine ; on y trouva trente cadavres. Leur mort avait été si instantanée qu'ils gardaient encore les attitudes et les expressions qui les animaient au moment même, ce qui permit de reconstituer les circonstances et la cause du sinistre. Deux ouvriers s'étant pris de querelle, leurs corps enlacés l'un dans l'autre avaient encore la position de deux lutteurs ; leurs camarades regardaient. Un chef de poste voulut s'interposer dans la bagarre, sa lampe fut lancée au loin, s'ouvrit et le mélange prit feu. Il est probable que la flamme entra jusque dans les poumons des victimes, ce qui causa leur mort instantanée.

Contre ces accidents de hasard on ne peut rien, et la lampe n'en n'est pas coupable. Il en est de même de ceux qui viennent de l'imprudence des ouvriers. Une longue impunité les rend indifférents au danger. Pour y voir plus clair, ils ouvrent la lampe ; ils l'ont fait cent fois sans accident ; mais, un beau jour, l'explosion survient et les tue. Rien ne peut éviter ces malheurs, si ce n'est la surveillance réciproque et la punition sévère des imprudents. Ces moyens étant restés inefficaces, les lampes sont aujourd'hui livrées aux mineurs tout allumées et fermées ; chacun a la sienne, en est responsable, et il ne peut l'ouvrir. On a imaginé sur ce point des fermetures très variées, à secret, électriques ou magnétiques, par soudure, etc. Mais il arrive bien souvent que l'ouvrier trouve encore le moyen de tourner ces empêchements.

Toutefois il y a des accidents qui tiennent réellement à l'insuffisance des propriétés préservatrices de la lampe. En général, le tissu métallique, tout en refroidissant l'auréole intérieure, ne s'échauffe pas beaucoup. Cependant, dans un milieu très tranquille et très chargé, il peut arriver à rougir, à se couvrir de coke imparfaitement brûlé et à communiquer le feu à l'extérieur : en voici un exemple.

Le 29 janvier 1857, dans la mine de Ronchamp, l'aérage n'était pas excellent, le grisou se, montrait fréquemment aux avancements les galeries ; sa présence exigeait les plus grandes précautions de la part des ouvriers et des surveillants. C'est dans les conditions qu'une explosion se produisit un peu avant midi, déterminant la mort de huit hommes et blessant sérieusement cinq autres ouvriers. L'enquête établit que le grisou avait été enflammé par l'imprudence et l'insouciance d'un mineur qui, après avoir pris son repas, s'endormit en laissant sa lampe accrochée au parement au-dessus de sa tête. Le grisou, en brûlant dans la lampe, porta le tissu au rouge blanc et communiqua l'inflammation au mélange environnant. L'ouvrier endormi passa de vie à trépas sans faire un mouvement, et sa lampe fut retrouvée accrochée à la place où il l'avait mise. Le treillis était recouvert d'une couche adhérente de charbon cokefié.

Jules Janin

Une autre circonstance peut aggraver et déterminer ces accidents, c'est la vitesse du courant d'air qui incline la flamme et la met en contact avec le treillis qui s'échauffe. On a fait sur ce point, dans tous les pays, des expériences absolument concordantes, exécutées d'abord en Angleterre, à Eppleton et à Hetton, reprises par une commission royale en Belgique vers 1868, par une réunion d'ingénieurs constituée à Saint-Étienne, et enfin par MM. Mallard et Lechatelier au nom de la commission du grisou. Toutes ont démontré que les lampes de tous les systèmes mettent le feu quand les vitesses d'air dépassent 2 mètres environ par seconde et qu'elles ne sont efficaces que pour le cas où la marche de l'air ne dépasse pas 1m,70 ou 1m,80 environ. On voit qu'en réalité la lampe de Davy perd ses qualités quand la ventilation dépasse une certaine vitesse.

Et puis elle offre un grave inconvénient, elle éclaire très peu. Là lumière de la lampe passe par les trous, mais elle est arrêtée par les fils, et comme la toile métallique offre 1/5 de vide pour 4/5 de plein, l'éclairement se trouve réduit au cinquième. C'est une cause pressante de danger parce que l'ouvrier mal éclairé est à chaque instant tenté d'ouvrir sa lampe pour mieux y voir.

Pour ces diverses raisons, les ingénieurs ont mis à perfectionner la lampe autant de persévérance qu'ils avaient d'abord montré de respect à la conserver intacte. Le premier en date est un ouvrier nommé Roberts, qui garnissait la partie inférieure du treillis d'un verre cylindrique afin d'éviter la sortie de la flamme. Il y réussissait, mais en diminuant le pouvoir éclairant déjà si faible. Puis un Français, le baron du Mesnil, n'hésita point à remplacer totalement le cylindre en toile métallique par un large tube de verre. Plus tard, un inventeur belge, M. Mueseler, place le cylindre de verre en bas, autour de la flamme, conserve au-dessus le tube en treillis métallique et garnit sa lampe d'une cheminée centrale qui active le tirage. Enfin, chacun se mettant à l'œuvre, on compte aujourd'hui jusqu'à 95 modèles différents. Celui de Mueseler a été imposé en Belgique par une ordonnance royale de 1874 ; mais il paraît que tous se valent à peu près. M. Dombre ne craint pas de déclarer que tous les systèmes connus ou à trouver offrent à peu près les mêmes qualités ; c'est tout au plus si, dans des conditions habituelles, il y en a un qui soit plus commode que les autres. Cela veut dire que toutes les lampes suffisent quand il y a peu de danger, et qu'elles ne suffisent plus quand il y en a beaucoup. On recommande de les tenir au plus bas de la mine, d'éviter de les agiter, de les pendre au collier des chevaux ou de les accrocher aux wagons de service, en contre-vent, au besoin de les garantir d'un courant d'air avec la main ou avec un pan de vêtement.

Section VI

On voit par ce qui précède combien ont été nombreux et efficaces les travaux accomplis dans tous les sens pour rendre moins meurtrière l'industrie des houilles : étude des propriétés du gaz, ventilation, éclairage, tout a fait des progrès, mais c'est peut-être aux mesures d'ordre, de surveillance, que l'on doit le plus. Aussi, dans tous les pays, des règlements, des lois spéciales et des peines sévères ont-ils été édictés contre les délinquants. C'est un point que la commission n'a point encore abordé, mais où elle arrivera nécessairement, car c'est là sa raison d'être. Pour montrer combien ces lois de prudence sont nécessaires, je vais faire le compte exact des victimes sacrifiées chaque année à cette industrie nécessaire. Parmi les nombreuses statistiques qui ont été publiées, je choisirai celle de M. Dickinson, officiellement adressée au secrétaire d'état du Royaume-Uni. C'est la plus complète et la plus sûre, puisqu'elle porte sur un très grand nombre d'années, de mines et d'ouvriers.

On y voit tout d'abord qu'en 1870, 352,000 ouvriers environ/ sont descendus tous les jours dans les puits d'Angleterre et d'Ecosse, et qu'au bout de l'année 1,000 d'entre eux y ont trouvé la mort. C'est pendant toute une année, et en faisant la somme de tous les accidents, 1 victime sur 352 personnes. Ces chiffres, outre qu'ils donnent une idée respectable de cette industrie, sont de nature à la réhabiliter dans une certaine mesure. On voit qu'elle est en réalité moins meurtrière qu'on le croit, qu'il y a beaucoup de métiers encore plus terribles, et que l'inquiétude publique peut se calmer. Ce sentiment se confirme si l'on suit les progrès du mal depuis 1831 jusqu'en 1870 ; le nombre des mineurs a beaucoup augmenté, de 216,000 à 352,000, et celui des accidents ne s'est point accru, ni celui des victimes. Enfin, si dans ces listes funèbres on fait la part exclusive du grisou, on voit que les accidents deviennent plus rares et les victimes moins nombreuses : il y a donc un évident progrès.

Il faut savoir que les ouvriers des mines sont exposés à toute sorte de dangers : ils descendaient autrefois par des échelles verticales ou par des systèmes oscillants qui exigeaient une grande attention de leur part ; les chutes étaient fréquentes, et c'était la mort. Aujourd'hui les profondeurs sont devenues si grandes qu'on est obligé de les descendre mécaniquement dans des bennes ; mais les dangers du voyage n'ont point encore disparu. Arrivé au chantier, le mineur, par la nature de son travail, est obligé de prendre les positions les moins commodes pour abattre au pic des masses de houille sous lesquelles il est à demi couché. Qu'un éboulement survienne, il est écrasé : cela arrive de temps à autre ; quelquefois un seul homme, quelquefois des escouades entières restent ensevelis quand une masse considérable s'écroule. Enfin des accidents nombreux de plusieurs sortes, qui attendent le travailleur au fond et à la sortie du puits, complètent les misères de son rude métier. Eh bien ! quand on décompose la statistique en chapitres séparés, ce n'est pas le grisou qui a été le plus fatal. Les chutes dans le puits sont presque aussi meurtrières, et les éboulements font deux fois autant de victimes que lui seul ; enfin si on réunit toutes ces causes étrangères, elles sont trois fois plus à craindre que le grisou. Celui-ci n'a donc moyennement à sa charge, malgré sa sinistre réputation, que le quart des accidents. Je transcris ici un abrégé des tableaux de M. Dickinson ; les deux colonnes verticales de chiffres sont relatives aux périodes écoulées de 1851 à 1860 et de 1861 à 1870 ; elles sont les moyennes de dix années, elles indiquent le nombre des personnes sur lesquelles il y eu une victime annuelle.

	1851-1860	1861-1870
Moyenne générale	245	300
Par éboulement	653	767
Par explosion	1,008	1,408
Dans les puits	1,161	2,121
Accidents au fond	2,074	1, 666
Accidents au jour	4,872	4,119

Dans la première décade, il y eut 1 victime sur 245 personnes, dans la deuxième 1 sur 300 : c'est un notable progrès. Même amélioration pour les éboulements, mais surtout pour le grisou, qui prit 1 personne sur 1,000 dans la première décade et seulement 1 sur 1,400 dans la seconde. Ces chiures sont consolants et pleins d'espérance. On comprend sans trop de peine qu'il n'y ait rien à faire pour les éboulements. La prudence de l'ouvrier peut jusqu'à un certain point les éviter, comme sa témérité l'y exposer. Mais on est douloureusement ému en voyant le nombre de personnes tuées dans les puits pendant leur descente au fond et leur retour au jour. 3,102 personnes ont péri par cette cause en 20 ans, le grisou en a pris 4,700, ce qui n'est pas beaucoup plus. N'y a-t-il donc aucun moyen de faciliter un voyage aussi dangereux, aussi meurtrier que le grisou lui-même, ou plutôt quelle dépense faudrait-il ajouter à celle de l'exploitation pour organiser des trains qui donneraient plus de sécurité ? C'est une question que le public peut poser, que les législateurs doivent discuter et les exploitants subir ; question dont la solution est loin de dépasser les ressources de la mécanique.

Je trouve dans une autre statistique publiée par M. Mathet, ingénieur en chef à Blanzy, l'occasion de faire d'autres remarques tout aussi importantes. Cette statistique est relative aux explosions survenues au bassin central ; elle comprend vingt-cinq années, de 1851 à 1876, et vingt et une explosions. On peut la diviser en deux périodes : la première de 1851 à 1862 comprenant onze années, la deuxième de 1862 à 1876, soit quatorze ans. Dans la première, il y eut quatorze explosions ; dans la deuxième, qui est plus longue, il n'y en eut que sept. Pendant la première, les explosions ont été produites six fois par des lampes mal fermées, quatre fois parce que leur treillis avait rougi, et quatre fois par un coup de mine ; dans la deuxième, une seule fois par le fait de la lampe, *six fois* par l'inflammation d'une mine.

Enfin, les quatorze explosions de la première période n'ont fait que 116 victimes, 8 en moyenne, et les sept de la seconde ont tué 327 ouvriers, soit 47 pour chacune. Ceci conduit avec la dernière évidence aux quatre conclusions suivantes : 1° que le nombre des explosions a considérablement décru, ce qui témoigne d'une bonne administration ; 2° que les explosions produites par l'imperfection ou le mauvais état des lampes ont entièrement cessé : le matériel avait été amélioré ; 3° qu'il n'y a plus qu'une seule cause d'explosions, c'est le tirage des coups de mine ; 4° que les explosions, si elles diminuent de fréquence, deviennent de plus en plus redoutables et meurtrières.

L'intérêt particulier qui ressort de ces conclusions nous oblige à quelques développements. A mesure qu'on épuise la veine, les travaux s'éloignent et s'avancent en rayonnant. Il faut continuer les galeries, rejoindre les veines superposées, ou celles que des failles, c'est-à-dire des changements de niveau, ont interrompues, se débarrasser des roches qui interrompent l'avançage et faire tomber les blocs de houille par un procédé rapide, surtout quand ils sont tassés et durs ; l'emploi seul du pic retarderait outre mesure l'exploitation ; on se voit contraint de faire, sauter les roches par des mines qu'on charge de poudre et qu'on allume comme on le ferait à l'air libre. Il paraît bien étonnant que d'une part on s'entoure de tant de précautions pour l'éclairage, et que de L'autre on ne craigne pas de développer tout à coup des flammes bien autrement dangereuses, étant à une température plus élevée, dans des endroits retirés, où l'aérage pénètre difficilement, produisant un choc subit qui fait sortir les flammes du treillis métallique, soulevant tout à coup des nuages de poussière, ouvrant quelquefois des soufflards jusque-là bouchés, réunissant enfin les conditions les plus désastreuses. Aussi la commission du grisou prend soin de fixer sur ce point l'attention des ingénieurs, faisant appel à la prudence et prescrivant les plus minutieuses précautions : constater à l'avance l'absence du grisou, surtout au toit, ne tirer qu'avec la permission du maître mineur, avoir comme en Angleterre des agents spéciaux et éprouvés (firemen), etc. Ce sont là des conseils qui, pour être sages, n'en sont pas moins très vagues. Ils signifient que le tirage à poudre est une pratique téméraire, que l'on ne veut ou qu'on ne peut pas l'abandonner, et qu'on n'a aucun moyen sérieux d'en éviter les dangers. Aussi les accidents se multiplient ; j'en vais citer deux, non les plus cruels, mais choisis parmi ceux dont la cause a été le mieux constatée : le premier, qui fit 41 victimes, a été déterminé par l'imprudence d'un ouvrier entêté. C'était le 8 novembre 1872, à Blanzy, au puits Sainte-Eugénie. Un ouvrier, nommé Mougenot, travaillait seul dans un quartier qui présentait des failles, lesquelles facilitaient de temps à autre un léger dégagement de grisou. Tout tirage à poudre avait été formellement interdit, et Mougenot en avait reçu spécialement la défense à cinq heures du matin de la part du maître mineur qui lui indiquait son chantier, et à huit heures et demie, de la bouche d'un sous-chef. Saulnier, chef du poste, vint vers lui une demi-heure avant l'accident, et le dialogue : suivant. s'établit entre eux : « Chef, laissez-moi tirer un coup de mine, mon havage est fait. — Non, je ne le veux pas, ton charbon est tendre. C'est expressément défendu, et tu ne le feras pas, quoique je vienne de voir qu'il n'y a pas de grisou dans la galerie. » Saulnier s'éloigne ; après cette défense formelle et pendant qu'il causait avec un mineur dans une autre galerie, il entend une détonation : « C'est Mougenot qui vient de faire le coup, s'écrie-t-il ; sauvons-nous. » On retrouva le cadavre de Mougenot au milieu de ses outils dispersés ; on vit la trace du coup de mine qu'il avait allumé, et c'est Saulnier, miraculeusement sauvé, qui raconta naïvement, mais très précisément, comme on vient de le voir, les circonstances qui avaient précédé et causé l'accident.

Le deuxième exemple va montrer que toutes les précautions sont illusoires ; il n'en est que plus concluant.

Le 3 janvier 1869, dans la mine de Ronchamp, toutes les précautions avaient été prises. Un coup de mine détermina l'explosion et fit 7 victimes. La pression développée par la poudre se fit jour à travers une petite couche de houille inaperçue, et la roche ne fut point détachée. Ce n'est que deux mois après l'accident qu'on découvrit en ce point l'existence d'un petit soufflard, trop petit pour avoir été signalé, mais qui avait suffi pour accumuler sous le toit assez de grisou pour que l'explosion se fît. Peut-être avait-il été débouché par l'explosion de la poudre. Combien de cas semblables ont causé de semblables malheurs !

Le tirage à poudre est donc toujours une imprudence : c'est aujourd'hui l'objet de toutes les préoccupations. Ruggieri imagine des amorces à pression pareilles à celles de l'artillerie ; on recommande la poudre comprimée exempte de pulvérin, on proscrit les allumettes, on ne se sert que d'amadou ; Mac Nabb invente des cartouches enveloppées d'eau pour éteindre le feu. On propose d'enflammer toutes les mines à la fois par l'électricité en l'absence des ouvriers, on remplace la poudre par la dynamite, qui est loin d'être plus innocente, etc. Mais ce ne sont là que des palliatifs ; il n'y a qu'une solution radicale, tout le monde la cherche, l'attend et l'espère : renoncer au tirage à poudre et le remplacer par un procédé mécanique.

Il est clair que c'est là une grosse question, qu'on ne peut interdire la poudre dans un district sans la prohiber dans tous, qu'il faudrait une entente internationale, que si, d'un côté, l'intérêt humanitaire le conseille, les intérêts économiques s'y opposent, de l'autre, et l'on attend avec confiance, non sans préoccupations, que les sciences viennent renouveler par quelque invention le miracle que la lampe de Davy fit dans l'éclairage. Ce n'est point un problème qui soit insoluble ; au dire de quelques-uns, il est même déjà résolu.

Les travaux de forage à travers les hautes chaînes des Alpes ont habitué la pratique à un agent nouveau, l'air comprimé, qui peut s'introduire et qui déjà s'est introduit dans les mines pour les assainir, pour forer les trous de mine, pour conduire les chariots. On sait exercer des pressions hydrauliques jusqu'à mille atmosphères pour séparer les rochers par l'introduction d'un coin. L'électricité commence à jouer un rôle pour la transmission du travail. Sans aller si loin, on utilise depuis longtemps dans le Hartz et en Angleterre l'aiguille coin, qu'on enfonce à grands coups de masse. Il y a le coin à pression hydraulique de Levet, il y a des machines nommées bossayeuses, qui abattent les roches ou fendent les masses houillères. L'une d'elles, inventée par Duboys-François, de l'aveu de la commission, est tout à fait comparable pour le prix et la rapidité du travail au système ordinaire ; enfin, un homme qui s'est fait l'avocat de ces procédés nouveaux, que son expérience et sa compétence défendent contre les illusions, M. Mathet, n'hésite point à déclarer dès aujourd'hui que, « dans toute mine à grisou, il sera toujours possible, pour l'abatage des charbons, de se passer du concours des matières explosives. » Le jour où ce progrès sera réalisé, l'inquiétude des ouvriers cessera et l'exploitation, au lieu de multiplier des surveillances inefficaces et des dépenses inutiles, au lieu de trembler dans la continuelle attente d'un danger possible, retrouvera la certitude et la liberté d'allures que la sécurité peut seule lui donner. Tout ne sera pas dit pourtant, elle aura encore à lutter contre un phénomène particulièrement désastreux qui se développe subitement, que rien ne fait prévoir, que rien ne peut conjurer et qui, tout à coup, comme les accidents de chemin de fer, détruit de fond en comble toute l'économie d'une mine, c'est le dégagement instantané du grisou. Ce phénomène est coupable des grands sinistres dont on a été si souvent ému, de celui qui, à Oaks Colliery, a tué 343 hommes, de celui qui en a fait périr 141 au puits de Lagrappe à Frameries et de tous ceux que l'avenir prévoit sans rien pouvoir contre eux. Il faut lire à ce sujet l'étude qu'a publiée M. Arnould, ingénieur principal à Mons, dans laquelle il a recueilli 66 descriptions d'accidents de même ordre et de même caractère arrivés dans les circonstances identiques que nous allons faire connaître.

Section VII

Au milieu du calme le plus tranquillisant, quand la circulation est bien établie, que le grisou est à peine signalé, les ouvriers aperçoivent une déviation lente des parois d'attaque, comme si elles étaient poussées du dedans vers le dehors, puis ils entendent un bruit sourd que les uns comparent à un vent énergique ou à un roulement de tonnerre. Tout à coup la cloison s'écroule, un effluve de grisou pur s'échappe à travers les galeries, il entraîne les ouvriers, il éteint leurs lampes, il renverse le courant d'air et finit par s'échapper par les puits. Cette espèce d'orage est tout à fait semblable à la rupture des chaudières à vapeur, il dure peu, s'affaiblit progressivement, et tout rentre dans l'ordre ; On constate alors qu'une cavité existait, qu'elle était pleine de gaz à une pression qui dépasse toute évaluation, et qu'elle s'est vidée aussitôt qu'une issue lui a été ouverte. La belle description de l'antre d'Eole qu'on se rappelle avoir admirée au premier livre de l'*Enéide* revient naturellement à l'esprit :

…….. Hic vasto rex Æolus antro

Luctantes ventos tempostatesque sonoras

Imperio premit, ac vinclis et carcrre frenat.

Il n'y a que les chaînes de trop, la prison suffisait : puis, quand elle s'ouvre :

Hæc ubi dicta, cavun conversa cuspide montem

Impulit in latus : ac venti, velut agmine facto,

Qua data porta ruant, et terras turbine perflant.

Revenons à la réalité scientifique. Il faut noter avec soin une circonstance bien extraordinaire qui accompagne et caractérise tous les faits du même genre, et qui va nous éclairer sur leur cause. Au moment où il s'échappe avec une si grande violence, le grisou entraîne avec lui une énorme masse de charbon divisé, pulvérisé et comme tamisé qui envahit les galeries et les obstrue, qu'on a mesurée et qui dépasse plusieurs milliers d'hectolitres. Il est donc évident que des vides existent dans la houille, qu'ils se rencontrent surtout dans les mines profondes, aux endroits où les veines sont contournées par des particularités géologiques, et qu'ils servent de réservoirs à des quantités de grisou qui atteignent jusqu'à 500,000 mètres cubes, comprimées jusqu'à des pressions inconnues mais énormes, et qui s'échappent violemment quand une issue leur est ouverte, comme la vapeur s'échappe d'une chaudière crevée. Tant qu'il était confiné dans son repaire, le grisou faisait effort pour en sortir ; il s'insinuait entre les lamelles de houille et y pénétrait jusqu'à une grande distance des parois de la cavité ; mais aussitôt que celle-ci commence à se vider et qu'il n'a plus de contrepoids pour le retenir, il brise ses enveloppes, sépare et pulvérise le charbon, qu'il entraîne avec lui jusque dans les galeries, qu'il obstrue. On peut même se demander si la poche était vide originairement et si elle n'était pas un magasin d'un charbon spécial, poreux, qui aurait absorbé et retenu l'immense provision de gaz, qui aurait été entraîné par elle et qui aurait laissé une caverne vide dans l'endroit qu'il occupait primitivement. Comme exemple de ces phénomènes, je transcris le récit d'un accident arrivé le 3 février 1865, au charbonnage du midi de Dour, à la profondeur de 468 mètres, et à 45 mètres du puits d'extraction. « Au milieu d'un calme apparent, le gaz a fait tout à coup irruption avec une violence telle que deux ouvriers occupés à l'avancement ont été renversés et entraînés vers le puits au milieu d'un torrent de poussière qui a envahi les excavations du voisinage et s'est rapidement élevé jusqu'à la surface en remontant par le puits d'extraction ; le grisou a pris feu à une lampe défectueuse qui se trouvait à l'étage de 443 mètres, et a fait périr tout le monde de ce niveau. En arrivant à l'orifice du puits d'extraction, il s'est aussi allumé à un petit foyer situé dans le bâtiment du puits, a fait sauter la toiture et a mis le feu au câble d'extraction… Le gaz et la poussière furent suivis de près par une masse considérable de houille broyée et comme tamisée qui vint encombrer le chassage sur une longueur de près de 30 mètres. Le mesurage de cette masse pulvérulente en a porté le volume à 1,718 hectolitres. Quant à la cavité ou poche qui s'est ainsi vidée et agrandie, elle affectait une forme irrégulière. La capacité de cette poche n'a pu être mesurée. Nous pensons toutefois qu'il n'y a rien d'exagéré à l'évaluer à 100 mètres cubes. Les témoins disent avoir rencontré subitement une coupe qui donna issue à une grande quantité de grisou et de poussière avec un bruit comme celui d'un coup de mine. Ils assurent qu'avant l'ouverture de la coupe, il n'y avait point de grisou dans la galerie et que l'aérage était bon. »

Nous avons dit que l'ouragan subitement déchaîné s'apaise peu à peu et cesse de lui-même après avoir versé dans l'atmosphère, par les puits, le grisou qui lui a donné naissance : dans ce cas, il n'a qu'une gravité relative et éphémère ; on en est quitte pour l'asphyxie des ouvriers qui ont crevé la poche ou de ceux que les gaz ont rencontrés en chemin, ce qui est déjà bien assez triste ; mais le sinistre prend les proportions les plus terribles quand il s'enflamme en chemin à un foyer ou à une lampe oubliée ; alors le malheur dépasse tout ce qu'on peut imaginer. C'est ce qui est arrivé à la mine de Lagrappe, à Frameries, le 17 avril 1879. La mine communique avec le jour par trois puits : l'un qui sert à l'extraction et par où pénètre l'air ; un deuxième, d'aspiration, muni d'un ventilateur ; un troisième puits contient les échelles. La mine a 620 mètres de profondeur. Le jeudi 17 avril, à sept heures trente-sept du matin, les ouvriers qui étaient à l'orifice du puits d'extraction en virent sortir un courant d'air très violent. Quelques secondes après, ce gaz, qui était du grisou pur, vint prendre feu au foyer de la machine à vapeur. Immédiatement la flamme descendit dans tout le bâtiment qui couvrait les puits, circonstance terrible qui empêcha les ouvriers de sortir. Une gigantesque colonne de feu dépassait le sommet de la cheminée, qui a 50 mètres de hauteur ; elle se voyait de la gare de Mons à 7 kilomètres.

Cependant cette gigantesque flamme continuait à brûler, mais en s'affaiblissant ; deux heures après le commencement, on voyait la flamme réduite à 2 métros et osciller à l'orifice, lorsqu'une première explosion se produisit dans le puits. Elle fut suivie de quatre autres, espacées de dix minutes en dix minutes ; enfin, à onze heures trente-six, il y en eut une dernière beaucoup plus violente que les autres. Ces explosions étaient déterminées soit dans le puits, soit dans la mine, par le mélange de l'air avec le grisou aussitôt que la proportion de celui-ci eut été diminuée. Pendant ce temps, les mineurs, avertis par l'état anormal de la mine, s'étaient dirigés vers les échelles, mais le puits qui les contenait étant surmonté par un bâtiment en flammes, laissait rentrer de l'air mêlé de fumée ; toute issue leur était fermée ; la plupart furent brûlés.

Qu'on me permette en finissant cette longue étude de la résumer en quelques mots. Il n'y avait pas de problème plus compliqué que l'organisation d'une houillère, il n'a été sérieusement abordé qu'au commencement de ce siècle. C'est en vue d'épuiser les mines que la machine à vapeur a été inventée ; aujourd'hui, par une curieuse interversion des rôles, c'est pour nourrir les machines à vapeur que l'on vide les mines de houille. On a su faire circuler dans leurs galeries la quantité d'air nécessaire pour alimenter la vie des hommes, le feu des lampes et pour entraîner le grisou ; la lampe de Davy perfectionnée n'enflamme plus le mélange détonant, qui d'ailleurs ne se forme plus. Les systèmes mécaniques pour la descente et la montée des hommes, pour l'enlèvement des produits, pour la circulation à l'intérieur, ont profité de tout ce que la mécanique inventait et profiteront de ce qu'elle inventera. L'air comprimé commence à descendre dans la mine et à y faire son service, l'abatage de la houille sera bientôt réalisé mécaniquement sans explosions. On peut donc être satisfait du présent, tout en espérant que l'avenir fera plus encore. Il n'y a qu'un point noir, si noir qu'il défie toute espérance, l'explosion subite du grisou condensé ; on ne peut que s'abandonner à la grâce de Dieu. Mais ce qu'il faut dire bien haut, c'est qu'ingénieurs, directeurs et ouvriers ont fait et presque dépassé leur de voir : ingénieurs en assurant la sécurité, directeurs en créant des institutions de bienfaisance, ouvriers en se dévouant. Si l'Académie française y voulait regarder, elle trouverait des actes de vertu.

ISBN : 978-1545479544